Querido lector:

Nací y viví en la Unión Soviética, donde las religiones eran, si no prohibidas, al menos ignoradas. Obtuve la educación técnica superior soviética y estudié filosofía materialista. Analizando lo estudiado, traté de compararlo con la vida real. No acepté todo de la escuela soviética, aunque también considero que todo lo que existe es materia. Incluso Dios.

Mi imaginación acerca de Dios no coincide con las representaciones elementales de las religiones. Por ejemplo, considero que esta, nuestra vida, es una de las formas de ser y que, después de la muerte, hay otras formas de existencia (no como dicen las religiones). Al menos porque la energía (la ley de conservación de energía es indiscutible) y la materia no se crean y no desaparecen. Simplemente existen y serán transformadas de una forma a otra. Tampoco considero que las personas sean los seres más desarrollados (sólo están más desarrollados que todos aquellos que conocemos). Desde este punto de vista, nuestra materia (también el alma) después de nuestra muerte se transformará de una forma de existencia a otra.

También considero que nuestra alma es una sustancia material, que consiste en una materia que no nos es familiar, y que se transformará de una forma de existencia en otra. Después de la muerte, los elementos separados de nuestro cuerpo se conectan con otros elementos del entorno, creando diferentes conexiones. Se produce por un proceso físico y químico conocido por nosotros. Algo similar ocurre con nuestra alma. A qué transformaciones se somete, no lo sabemos. Pero es indiscutible el hecho de que existe y no puede simplemente desaparecer. Es indiscutible también para la persona como yo, que recibió la educación soviética. Mis percepciones acerca de Dios es que no tengo percepciones, no me permito imaginar, porque si lo intento, sería elemental, no real, demasiado ingenuo en comparación con lo real. Dios no está incluido dentro de los límites del vuelo de mi pensamiento. Y yo, a pesar de mi educación soviética, simplemente creo en su existencia, y en todo. Entiendo que el poder de este universo transformado permanentemente es guiado de alguna manera. En nuestra vida visible también hay cosas que no se combinan en nuestro conocimiento.

De tales cosas inexplicables es el fenómeno de Charbel. Escuché accidentalmente sobre Charbel, investigué sobre él en libros impresos armenios y rusos, sitios en internet, y decidí presentarlo en un rango más amplio. Presentarlo, porque puede ser útil para más personas. Para la gente, que creerá en los milagros, y los milagros ocurren, cuando uno tiene una gran confianza en ellos.

Marzpetuni Zadoyan

Y ENTONCES:

Charbel vivió 70 años, los últimos 25 años los dedicó al ascetismo. Trabajaba en un viñedo, comía una vez al día a las dos de la tarde y dormía en el suelo de piedra de una celda. Cultivó verduras y frutas, hizo trabajos manuales, trató a los campesinos de buena manera.

Probablemente, su vida al servicio del Señor, en plena renuncia a la vanidad, se convirtió en la razón del Sello Divino: la posibilidad de curación póstuma a los enfermos. Sobre este fenómeno las disputas aún no cesan, la conversación, incluso sobre esto, también es contada por la psicopatóloga del Líbano, Madam Sakr.

Sobre el reconocimiento de la santidad de Charbel por la iglesia católica en 1977, ella escribió lo siguiente: "En la mañana de Año Nuevo de 1898, en las montañas del Líbano, a una altura de 1300 metros sobre el nivel del mar, en el estrecho, traído por monjes - eremitas de las carreteras de las montañas nevadas, los eremitas llevaban un simple ataúd en el que yacía su colega muerto. Fueron al monasterio Annaya.

Para el segundo día de Año Nuevo, los habitantes de Annaya vieron sobre el monasterio de San Marun, donde el cuerpo del monje se encontraba, una luminiscencia extraña. En esos años (especialmente en las montañas) todavía no había electricidad. Por lo tanto, la luminiscencia, que no se detuvo durante muchos meses, atrajo multitudes curiosas que llegaban especialmente de muy lejos para verla.

Pero en ese entonces todavía nadie sospechaba que estaba conectado con Charbel. Sobre el milagro del monje recién se comenzó a hablar un año y medio después, el 15 de abril de 1895, a propósito de la búsqueda de un criminal peligroso.

Habiendo visto una luminiscencia sobre el monasterio, los oficiales de policía se dirigieron allí y exigieron abrir una cripta, creyendo que ahí se escondía el criminal. Los monjes abrieron la cripta, ¿y qué vieron allí? Las mareas de primavera la habían llenado, destruyendo todos los cadáveres de los monjes enterrados allí. Sólo el cadáver de Charbel no había sido tocado por la descomposición: sus manos y un pie estaban envueltos por una tela de hongos similar al fino algodón.

La policía y los monjes quedaron asombrados. Al clarear, la cara que vieron no era de un muerto, sino de una persona que dormía tranquilamente, que en su cara tenía como transpiración, un *icor* líquido de color rosa. Todos sus miembros, las partes de su cuerpo, eran flexibles, elásticas. En la cripta tampoco había olor putrefacto.

Al cuerpo del monje se le cambió la ropa por una seca y fue puesto en el almacén del monasterio. Al ser llamados los médicos, convencidos de que el muerto no dormía un sueño letárgico, ellos confirmaron la muerte.

Sin embargo, el cuerpo del monje continuó "sudando"; los monjes estaban cansados de cambiarle la ropa. Uno de los monjes decidió incluso "secar" el cuerpo al sol: este secado y ventilación duró cuatro meses, pero no dieron ningún resultado, Charbel continuó "sudando". Nuevamente se consultó a los médicos; para eso fueron invitados médicos prominentes de Beirut. Analizando - adivinado, se decidieron luego a retirar el interior de la cavidad del estómago, pero esto tampoco ayudó. Continuó "sudando", el cuerpo se mantuvo flexible, elástico.

Charbel, el muerto, continuó haciendo milagros.

En 1909, conforme una decisión especial, el cuerpo del monje fue colocado en un ataúd con cubierta de vidrio y dejado para ser visitado por la gente. Desde entonces comenzó el peregrinaje a "San Charbel", tal y como fuera bautizado. Para ese entonces, los padres de la Iglesia Católica del Vaticano todavía no lo reconocán como santo: consideraban que para eso se necesitaban pruebas.

Y el monje Charbel, como para confirmar su derecho a la santidad, continuó haciendo milagros todos los días. Curó a las personas con enfermedades mentales, puso de pie a quienes tenían parálisis, devolvió la vista o el oído a las personas que no lo tenían.

En 1927 el cuerpo de Charbel fue colocado en un ataúd de zinc, y este ataúd en uno de madera. Se hizo una cripta de paredes dobles por las cuales el agua no podía pasar. Sin embargo, en 1950, los asistentes notaron que, mientras las paredes de esa cripta continuaban "mojándose", desde ellas brotaba el mismo líquido rosado. Abiertos ambos ataúdes de nuevo: ¡la misma foto! El monje continuaba "sudando".

Los matemáticos calculaban que, si Charbel en un día perdía 3 gramos de líquido, en 66 años tendría que haber perdido 75 kilogramos, convirtiéndose en una momia. Pero eso no ocurrió: científicos y médicos adivinaron. Hubo publicaciones sobre el fenómeno del monje. El libro de Paul Daquer, que apareció en una de las editoriales más grandes del Líbano, se llamó "Drunk by God" y trajo a Charbel gran popularidad en todo el mundo.

Por lo tanto, siete años después, Charbel fue oficialmente reconocido como santo. La ceremonia fue grandiosa. Patriarcas y obispos de la iglesia católica de todo el mundo se reunieron en Roma. En un ambiente festivo, el Papa Juan Pablo II declaró el reconocimiento del monje Charbel como Santo.

Cientos de miles de personas acuden a la tumba de Saint Charbel; desde el campamento número 95, los pacientes que no pueden llegar al Líbano escriben al monasterio. Envían fotos, un cabello, pidiéndoles que se los coloquen en el ataúd del monje - curandero y luego regresen a ellos.

Es preciso contar algunas curaciones maravillosas:
Milagro de Marie Abel Kamarie

"Soy de la aldea de Hammana. Me uní a la Congregación de los Dos Santos Corazones en Bickfaya a la edad de 16 años, el 8 de septiembre de 1929. Siempre había gozado de buena salud, pero en el año 1936 comencé a sufrir de dolores en el abdomen y no podía soportar comer ningún alimento.

Los médicos no pudieron ofrecerme ninguna ayuda. Sus tratamientos no me aliviaron y durante varios meses vomité continuamente. Durante el verano de 1936, mi condición empeoró. Recibí tratamiento en Hammana por un médico egipcio especializado en dolencias abdominales, el Dr. Marajel, quien diagnosticó una úlcera y me prescribió una radiografía para confirmar el diagnóstico. Me recetó un medicamento, no tuvo ningún efecto. Luego fui a consultar al Dr. Elias Ba'aklini, un cirujano muy conocido. Me limpió el estómago varias veces con una bomba estomacal, pero esto no me alivió. Finalmente realizó una cirugía que duró varias horas, lo cual reveló una úlcera grande. El hígado, el conducto biliar y un riñón ya no funcionaban normalmente.

La incisión se dejó abierta para el drenado y para permitir el tratamiento de la úlcera. Una vez que la herida se curó, las náuseas regresaron y mi condición empeoró repentinamente. Los médicos se reunieron en consulta y me recomendaron una nueva operación. Resultados: mis intestinos y mi estómago se redujeron a una masa defectuosa después de que reaparecieran los pólipos de gran tamaño. No fue posible eliminar más que una pequeña parte de esto sin poner en peligro mi vida. Además, el conducto biliar producía un líquido que me causaba náuseas perpetuas. Durante los siguientes catorce años, mi sufrimiento aumentó. Durante los primeros cuatro años, pude caminar dentro de los confines del convento, pero comí muy poco y vomité prácticamente después de cada comida. Cada vez me sentía más débil y experimentaba dolores en cada parte de mi cuerpo.

En 1942, cuando ya había estado en cama más o menos durante dos años, aparecieron nuevos síntomas y mi mano derecha se paralizó. Pude moverme solo con la ayuda de un bastón. Para llegar a la iglesia, a solo unos metros de distancia, donde fui a escuchar la misa, tuve que apoyarme en otra hermana. Además, debido a mi condición, mis dientes habían comenzado a caerse. Considerando que ahora ya no era probable que viviera mucho más tiempo, me dieron los últimos ritos. Luego que escuché sobre el padre Charbel le supliqué que intercediera por mí.

'Permítame', le pregunté, 'si desea curarme, déjeme verlo en un sueño'. Esa misma noche ¡lo vi! Sus brazos estaban extendidos, como lo representaban en la última imagen milagrosa de él, y no como en una imagen diferente que alguien me había dado. Me vi como en un sueño. En una pequeña capilla, de rodillas, rezando. Las velas de repente brillaron intensamente y vi al padre Charbel, que también se arrodillaba. Me estaba bendiciendo con los brazos extendidos.

Esta fue una señal del cielo. Inmediatamente después, el martes 2 de julio de 1950 a las 9:40 am, salí de Bikfaya hacia el Monasterio de Annaya, acompañada por la hermana Isabelle Ghourayeb, Superiora del convento en Jbeil, la hermana Bernadette Nafah, maestra del convento en Bikfaya y Hermana Marie Mathilde Zambaca. Me llevaron hasta el coche en una silla. Fue un viaje agotador para mí. Cuando llegué, me llevaron a la tumba del ermitaño piadoso. Muchas personas enfermas ya estaban allí. Levantaron mi silla para que yo pudiera tocar la piedra y besarla. En el momento en que puse mis labios en la piedra, sentí como si una descarga eléctrica hubiera pasado por mi columna vertebral. Me llevaron a descansar en una pequeña habitación con una cama. Luego fui con los otros inválidos a rezar junto al viejo ataúd que había contenido a Charbel. Cuando terminé, me llevaron una vez más a la pequeña antesala.

Esa noche le pregunté a la hermana Isabelle si me permitirían pasar la noche junto a la tumba. Ella respondió: 'Hay muchos enfermos y nunca podrás dormir. Puedes quedarte otro día'.

A la mañana siguiente, me llevaron una vez más al oratorio donde escuché tres Misas junto a la tumba. Oré y recibí la Santa Comunión. Mientras recitaba fervientemente la oración por los enfermos, mis ojos se posaron en el lugar donde se encontraba el nombre del Padre Charbel, grabado en la tumba. ¡Me di cuenta de que estaba cubierto de gotas de sudor resplandeciente! Sin atreverme a creer lo que veía y deseando asegurarme de que lo que veía era real, apoyé un lado de mí contra mi silla y contra la pared en el otro. No podía haber ningún error. Era cierto. Saqué mi pañuelo y me dije: 'estas gotas de agua son un regalo del padre Charbel'. Me levanté y las limpié con el pañuelo e inmediatamente lo froté en los lugares doloridos de mi cuerpo.

Tan pronto como hice esto, sin pensarlo, me levanté y caminé delante de todos. Las campanas comenzaron a sonar para celebrar la restauración de mi salud y para glorificar a Dios. La multitud estupefacta me siguió fuera del oratorio, alabando Dios y maravillado ante mi recuperación. Entre los testigos de este evento se encontraban cinco jesuitas que dirigían nuestra congregación, los padres Capello, Koniski, Ministro de la Universidad Saint Joseph en Beirut y Agia, así como los hermanos Mahir y Philippe. El padre Agia dio un resumen detallado de mis males. A la mañana siguiente, escuché un grito: '¡Quiero convertirme en cristiano!' Entonces un egipcio me habló: 'me has dado fe. Vine aquí para buscar un remedio para mi sordera. Dios me ha dado luz espiritual. ¡Me han curado por completo!'".

Certificado médico (1)

Yo, el abajo firmante, Dr. Ibrahim Abi Haidar de Hammana, certifico que en 1936 la Hermana Marie Abel, de la orden religiosa de los Dos Sagrados Corazones, sufrió úlceras pilóricas que le impidieron alimentarse. Se sometió a dos operaciones, pero el alivio que obtuvo fue solo temporal. En 1944 la visité en el convento de las hermanas jesuitas, en Bikfaya. La encontré en cama, incapaz de levantarse y en una condición crítica. Yo juzgué su enfermedad incurable. Su inesperada recuperación después de visitar la tumba del padre Charbel, el ermitaño, la considero milagrosa, un evento sobrenatural que supera toda explicación humana. Proviene de la voluntad de Dios, de quien la hermana Abel es una adoradora piadosa. Juro solemnemente, por mi honor, que esta declaración es la verdad, toda la verdad y nada más que la verdad.

22 de julio de 1950

Firmado: Dr. Ibrahim Abi-Haidar.

Certificado médico (2)

Yo, el abajo firmante, el Dr. Albert Farhat de Hammana, asesor del Tribunal de Apelaciones de Beirut, certifico que la Hermana Marie Abel es miembro de mi familia en Hammana. Sufrió de una enfermedad durante más de doce años, por que quedó paralizada, incapaz de moverse de su cama. Los médicos me aseguraron que la enfermedad era incurable. Después de una visita a la tumba del padre Charbel, ella regresó completamente bien, caminando y comiendo normalmente.

Cuando regresó con su familia en Hammana, muchas personas acudieron a su casa para ver este milagro por sí mismas. Nos contó de buena gana lo que había sucedido.

En fe de lo cual he entregado este certificado.

Firmado el 19 de julio de 1950 en Hammana, Dr. A. Farhat.

El discurso pronunciado por el padre Agia, Compañía de Jesús.

El día que ocurrió el milagro, el padre Agia estuvo presente en el Monasterio de San Maroun, Annaya. Sabía muy bien que la hermana Marie Abel había estado sufriendo terriblemente durante los últimos catorce años y que su condición era desesperada. ¡Pero en ese día, ella estaba irreconocible! Su ardiente emoción trajo lágrimas a sus ojos. Sin pensarlo, subió los escalones hasta el altar para hablar en la reunión y en un tono conmovedor, dio una descripción detallada de su arduo viaje: describió su espantosa enfermedad y la incapacidad de, incluso los mejores médicos, para curarla.

El sacerdote concluyó su breve charla con estas palabras, "Sin lugar a duda, la curación de la hermana Marie Abel se debe a un fenómeno sobrenatural deseado por Dios y obtenido por la intervención de su siervo, el padre Charbel, el gran orgullo del pueblo maronita y del Oriente, a quienes Dios se ha dignado honrar por sus profetas, la Encarnación de Su Hijo, la Santísima Virgen y los muchos santos y ermitaños piadosos ".

Nunca el padre Agia había estado tan entusiasmado, emocionado y radiante como lo había estado ese día. Los oyentes se inspiraron en la elocuencia del orador y respondieron con lágrimas de alegría y consuelo que brillaban en sus ojos.

Milagro de Nouhad El-Charmi

"Mi nombre es Nouhad, esposa de Semaan Chami, de Mezarib, Jbeil. Tengo 55 años. Tengo 12 hijos (7 hijos y 5 hijas). El 01/09/1993, tuve hemiplejia en el lado izquierdo: mi pierna, mi brazo y mi boca. Ingresé al hospital Sainte Martine en Jbeil.

El cardiólogo del Dr. Joseph Chami me recibió y me remitió a la Unidad de Cuidados Intensivos y al Dr. Antoine Nachanakian y al médico de mi familia, Majid Chami. Después de muchas consultas, radiografías y exámenes médicos, dedujeron que la hemiplejia se debía a la obstrucción total de las arterias izquierdas del cerebro y de el 70% de las derechas.

´En este caso, ningún tratamiento puede curarte. Sin embargo, todavía tenemos la posibilidad de realizar una cirugía y reemplazar las arterias obstruidas por unas plásticas', dijo el médico. Me recomendaron que fuera a casa y regresara en 3 meses al hospital Hotel Dieu para tomar nuevas radiografías. Mi hijo mayor, Saad, fue a Annaya y me trajo aceite y arena consagrados de la tumba de San Charbel. Cuando mi hija cubrió mi cuerpo con ellos, sentí agujas y alfileres en mi brazo y en mi pierna. Salí del hospital 9 días después. En casa tuve que quedarme en la cama. Mi esposo tuvo que ayudarme a ir al baño y mis hijos tuvieron que alimentarme con un sorbete. Así es como pasé los siguientes tres días. En mis sueños, podía verme bajar las escaleras de la ermita en Annaya, donde asistía a la misa en presencia de monjes, y Saint Charbel me estaba dando la comunión.

El cuarto día, el jueves 22 de enero de 1993 por la noche, el viernes por la mañana, sufrí un dolor de cabeza terrible y un dolor en el lado derecho. Comencé a orar a la Santísima Virgen y a San Carlos, diciendo: '¿Qué hice? ¿Por qué me hiciste esto?¿Qué pecado hice? Crie a 12 niños con mucho sufrimiento, oraciones y perseverancia para hacerlos buenos hombres. No estoy imponiendo mi voluntad, pero si quieres puedes curarme o, si no, tomar mi alma, está a tu disposición. Acepto todo lo que quieras'. Mi esposo y mis hijos me dejaron para descansar un poco. A las 11:00 vi en mis sueños una luz cegadora entrando en mi habitación, 2 monjes se acercaron a mi cama; Saint Charbel puso su mano en mi cuello y dijo: 'estoy aquí para hacerle una cirugía a su dolor'.

Me di la vuelta pero no pude ver su rostro ya que una luz cegadora salía de su cuerpo y sus ojos. Le dije: 'padre, ¿por qué quiere hacer una cirugía?, no me recomendaron que lo hiciera' Me contestó: 'Soy el padre Charbel y quiero hacerlo'. Miré la estatuilla de la Virgen María y dije: 'Virgen María, por favor ayúdame. ¿Cómo van a realizar estos monjes una cirugía y suturar el corte sin anestesia?' Yo estaba mirando fijamente la estatuilla que se situó entre los dos monjes, en ese momento sentí un dolor espantoso y el Santo Charbel me frotó el cuello. Cuando terminó, el otro monje se acercó con una almohada, me ayudó a sentarme derecha, puso la almohada detrás de mi espalda y me dio una taza de agua. y el sorbete que estaba a mi lado. Puso su mano debajo de mi cabeza y me dijo: 'Bebe esta agua'. Yo dije: 'Padre, no puedo beber sin un sorbete ". Él respondió: 'hicimos la cirugía, tienes que beber y caminar también'.

Me desperté en medio de la noche, me di cuenta de que era capaz de beber agua y estaba sentada como el monje me había hecho sentar. Miré la estatuilla y noté que había recuperado su lugar. Sentí un dolor en mi cuello. Puse mi mano para ver qué sucedía y me di cuenta de que podía usar mi mano discapacitada y que podía mover mi pierna debajo de la manta. Me alegré tanto que me arrodillé ante la estatuilla de la Virgen y del retrato de Saint Charbel para agradecerles. Fui al baño para ver qué pasaba, vi 2 cortes en mi cuello, uno a la izquierda y otro a la derecha, cada uno de aproximadamente 12 cm. Eran las 2:00 h de la mañana. Fui a la habitación de mi esposo frente a la mía y encendí la luz. Mi esposo me miró y me dijo en voz alta: '¿cómo has venido aquí sola? puedes caerte y esto sería otra catástrofe'. Moví mi mano y dije: 'No te preocupes, el Santo Charbel me curó, puedo caminar ... "

Al día siguiente, fui a la ermita con mi hijo y mi esposo, para agradecer al Santo Charbel por sus gracias. Cuando volví a casa, todos mis familiares y amigos estaban muy sorprendidos. La noticia circuló muy rápidamente. Los visitantes comenzaron a venir desde dentro y fuera del Líbano. Una semana después, a petición del sacerdote de nuestra parroquia en Halat, el padre Abdo Yaacoub y del doctor Majid Chami, acepté irme solo por unos días para descansar un poco. En la noche, el Santo Charbel se me apareció y me dijo: 'no dejes a las personas, te operé gracias a la providencia para que las personas puedan verte. Muchas personas abandonaron la Iglesia, descuidan la oración y el respeto a los santos. No se puede hacer nada al respecto. El que quiera algo de mí, el padre Charbel, puede venir a la ermita. Siempre estoy ahí, no salgo del lugar. Quiero que visites la ermita cada el 22 de cada mes y asistas a la misa de ahora en adelante. Al día siguiente, me desperté por la mañana, había 3 puntos muy evidentes en el lado derecho de mi cuello y 2 más en el lado izquierdo. El Dr. Majid sacó 2 de ellos.

Comencé a organizar una procesión todos los jueves (día del milagro) en mi casa, en Halat. El 15/08/1993 estaba en mi pueblo. San Charbel se me apareció en sueños y me dijo: 'Nouhad, te pido que recites el Rosario, en procesión el primer sábado de cada mes en tu casa'.

Como de costumbre, me levanté por la mañana, llevé el incienso al altar pequeño, encendí una vela y comencé a orar. Miré el retrato San Charbel, estaba sudando aceite y continuó haciéndolo, especialmente cuando recitamos el Rosario la procesión que San Charbel me pidió, con una gran cantidad de visitantes en mi casa. La primera procesión tuvo lugar el 6 de noviembre, desde entonces, el retrato todavía está sudando.

El 2 de julio, Santa Rita se me apareció en sueños mientras rezaba frente al santuario de la Virgen María, junto a mi casa en el pueblo. Me puso la mano en el hombro y me dijo: 'Dios te bendiga por tu fe'. Me di la vuelta para contarle lo que me había pasado, pero ella me dijo: 'Lo sé, el Santo Charbel te hizo una cirugía. El monje que te dio agua para beber fue San Marón.'"

La recuperación de Iskandar Oubeid

La curación de Iskandar Oubaid, debido a su importancia, constituye el segundo milagro, mantenido en reserva para apoyar la causa de la beatificación del padre Charbel, siendo la primera la recuperación de la hermana Marie antes mencionada.

Iskandar era un herrero de Baabdat. Había perdido la vista como resultado de un golpe en el ojo. El Dr. T. Salhab declaró que la pupila había sido destruida. En el Hospital Francés de Beirut, Sagrado Corazón, el Dr. Nakarier aconsejó al paciente que fuera a su casa, se recostara y descansara durante siete días. Al finalizar ese tiempo, se repitió el examen, pero no hubo mejoría. El Dr. Salhab indicó a Oubaid un descanso adicional de dos semanas, pero no se produjo ningún cambio en la condición de su ojo. El Dr. Salhab y Nakarier aconsejaron una cirugía para extirpar el ojo, en un intento de evitar que cualquier infección pudiera pasar al otro. Mientras esperaban una decisión definitiva sobre si procederían o no con un remedio tan drástico, pasaron varios meses. Mientras tanto, el hombre discapacitado nunca dejó de orar y de recibir la Sagrada Comunión diariamente. Una noche, en un sueño, vio a un monje que le hablaba: "ve al monasterio y serás curado". Iskandar partió de inmediato. Era un martes. Pasó la noche en oración y permaneció cerca de la tumba del ermitaño. Al día siguiente escuchó la Santa Misa, recibió la comunión y regresó a casa.

Desde el primer día comenzó a sentir dolor en el ojo lesionado, dolor que aumentó dos días más tarde hasta el punto de torturarlo. A los amigos que vinieron a visitarlo, él repitió con confianza: "me pondré bien, si Dios quiere, porque este dolor que siento es una señal".

El dolor volvió a aumentar y su familia le rogó que acudiera a un médico. Iskandar se negó y dijo: "de ahora en adelante, Charbel es mi único médico", y comenzó a llorar como un niño.

No fue hasta las cuatro de la mañana cuando finalmente se fue a dormir. Durante su sueño, sintió como si lo llevaran a la puerta del Monasterio de San Moisés, que pertenece a la misma orden que la de Charbel, y le encomendaron la tarea de descargar un camión. Le pareció que el conductor hundió una barra de hierro en su ojo y luego sacó el órgano y lo tiró al suelo. Gritó con un dolor terrible: "¡Oh, has sacado mi ojo, Michael!" Se despertó con un sobresalto. Su esposa estaba asustada de verlo en tal estado. "¿Por qué estás llorando así?" Exigió.

"No es nada", continuó, "cúbreme, ¡tengo tanto frío!"

Volvió a dormirse y esta vez soñó que estaba parado frente al mismo monasterio. Apareció un monje y le preguntó qué le preocupaba. "Me duele tanto el ojo", respondió Iskandar.

"¿Has estado aquí mucho tiempo?" preguntó el monje.

"Desde la mañana", respondió Iskandar.

"¿Por qué no nos notificaste? Habríamos venido antes para curarte", y con estas palabras, el monje se retiró, solo para regresar unos minutos después. Luego dijo: "Voy a poner este polvo en tu ojo. Será extremadamente doloroso y tu ojo se hinchará. No tengas miedo, porque te va a curar". Espolvoreó el polvo de los ojos de Iskandars y desapareció. Iskandar entonces vio el nombre del padre Charbel inscrito en el asfalto cerca de la iglesia. Él dio un gran grito y se despertó. Le preguntó a su esposa si su ojo estaba hinchado. "Pero lo está", ella se sorprendió, "¡muchísimo!"

Fue en este momento que tuvo lugar una escena admirable. Con alegría, Iskandar le dijo a su esposa: "Tráeme la foto del padre Charbel". Cubrió su ojo sano con un pañuelo y mirando la imagen con el dañado, hizo el signo de la cruz y gritó: "¡Puedo verlo, estoy curado!"

Los vecinos vinieron corriendo. Con una voz apasionada, alabaron a Dios y ofrecieron gracias por su benevolencia.

El Dr. Salhab fue convocado y solo pudo verificar la recuperación. Periódicamente examinó a Iskandar en ocasiones posteriores y consultó a otros especialistas. Los mismos señores estudiaron este fenómeno y todos declararon por unanimidad: "Iskandar, que perdió el uso de un ojo hace trece años, ahora ve normalmente con ambos ojos. El iris deteriorado, que no permitía que la luz pasara, está ahora perfectamente sano ".

Se convocó una investigación canónica que verificó el milagro. Toda la aldea de Baabdat declaró que Iskandar, herrero de oficio, había estado ciego de un ojo y que había recuperado el uso de ese ojo ciego por la intercesión del padre Charbel.

La carta del Voronezh - ciudad rusa

"Trabajé muchos años como enfermera y he visto suficiente. Confié solo en la medicina oficial, especialmente en la cirugía. En la curación por medio de lo sagrado, especialmente fotos e imágenes, lo siento, no confié. Pese a que soy una persona creyente y a menudo voy a la iglesia.

Pero por casualidad se encontró un tumor en mi seno izquierdo. Desde el policlínico me enviaron urgentemente a una clínica oncológica.

Ustedes pueden entender cómo una persona que se encuentra se encuentra así puede estar de preocupada. Y de casualidad, o tal vez no, vi la imagen de San Charbel. Y me esclarecí: no hay nada que perder, hay que intentarlo. Durante un mes me fui a la cama con el retrato de Charbel, preguntándole acerca de la ayuda, dirigida a Dios.

Y lo crean o no, hubo un milagro positivo. Apenas puedo creer que al pasar el examen, con esos y otros médicos nuevamente, hicieron una ecografía, otros exámenes necesarios y escuché que los médicos hablan entre ellos con mucha emoción.

- Perdone, - me habló el médico - no entendemos, ¿qué pasó? El tumor no está más.

No empecé a explicar nada y volví a casa, ¡con todo el corazón agradecido a San Charbel, el Señor! Lo sé, no todos me creerán, pero sucedió. Tal vez la psicoterapia funcionó, o lo hizo el santo monje Charbel, en quien confío infinitamente a partir de ahora ... ".

La carta de la aldea Poddubrovka, región de Lipetsk

"De repente tuve un ataque terrible. Rapidamente fui al segundo hospital republicano de Makhachkala. Inmediatamente se hicieron todas las inspecciones y se descubrió una inflamación en una cavidad del intestino. Los médicos lo analizaron por poco tiempo y resolvieron por unanimidad: operación. De repente mi presión sanguínea subió y los médicos decidieron posponer la operación por días, habiéndome retirado previamente los anestésicos. Pero al día siguiente, de repente lo decidido cambió la decisión y me enviaron para una revisión en la clínica oncológica republicana.

Sin embargo no me apresuré con la oncología. Revisé archivos de ediciones médicas que informaban sobre una terapia contra el cáncer con remedios populares, bebí aceite con vodka. Pero seguí pensando en San Charbel que ya me ha ayudado muchas veces. Me arrepiento, dudé, ya que se nos ha enseñado que la medicina soviética es la más fuerte del mundo y que la religión es opio para el pueblo.

Sin embargo, el Señor decidió darme una lección. Recuerdo que recité tres veces "Pater Noster", y luego comencé a rogarle a San Charbel que me ayudara con mi problema. Acerqué su imagen sagrada a un punto dolorido. Y ahí comenzó de tal manera que todavía no puedo recordarlo sin miedo. Estaba solo en la casa, y de repente todo mi cuerpo comenzó a moverse, manos y pies tirados en diferentes direcciones, mis huesos se agrietaron, no pude llamar a alguien para que me ayudara. Traté de gritar, pero solo son sonidos poco claros que, por supuesto, nadie podía oír.

De alguna manera me recuperé.

Más tarde, mucho más tarde, por fin entendí: así fue que San Charbel expulsó de mí una enfermedad terrible. Afortunadamente, la operación no se llevó a cabo".

La carta de Zoya Sh. desde Lipetsk

"Torturada por una enfermedad, por consejo de los médicos, decidí que me revisaran. Pasé la ecografía y el médico me dijo que mi riñón derecho permanecía casi inactivo, ya que había casi seis piedras centimétricas en él. Los expertos miraron las imágenes y se encogieron de hombros: "es imposible quitar una piedra con métodos modernos". Me agité y le pregunté:

- ¿Qué puedo hacer?"

- Hay una sola y única salida – una operación, una operación pesada. Se resolverá, eso sí, más rápido.

Sin embargo, no se solucionó de inmediato con esa operación, en algún momento esperé algún milagro. Y solo cuando se volvió absolutamente insoportable, fui al hospital. Los doctores, habiéndome examinado una vez más, fijaron el día de la intervención. Llegué a casa y las lágrimas me brotaron de los ojos. Me dije que sufriría por el resto de la vida con un solo riñón. Y aquí recordé las palabras del doctor: "Sólo el milagro puede rescatar tu riñón". ¡Milagro! ¿Por qué todavía no me había dirigido a San Charbel, en quien confiaba mucho?

Empecé a poner la imagen sagrada en el riñón dolorido. Recuerdo las palabras experimentadas e ingenuas con las que me dirigí al Señor y al Santo Charbel: "Hiciste tantos milagros sorprendentes. ¡Bien, debes hacer un milagro más para mí, para la persona que sinceramente confía en ti hace mucho tiempo!"

De repente sentí un fuerte golpe dentro. Como adiviné más tarde, en este momento la piedra estaba rota. Después de esta "operación", comenzaron a ser emitidas pequeñas piedras de arena, pero todavía no confiaba en el milagro. ¿Cómo podría dudar? Sigue siendo una vergüenza para mí. Fui al hospital, otra vez a revisión. Esperé por un diagnóstico, pero... el médico me dio noticias sorprendentes: la piedra en mi riñón había desaparecido, estaba esparcida. Alguien la había disuelto, golpeado mi piedra hasta convertirla en arena.

Urgentemente se reunieron para la consulta médica, desconcertados miraron las fotos, compararon, quedaron perplejos. Hace dos semanas, la piedra separaba al riñón, y ese día no se veía para nada. "Dígalo con más detalle, preguntó el jefe en urología, ¿qué tratamiento recibió? Probablemente, ¿recibió drogas extranjeras nuevas?"

No quería mentir, mostré a los médicos la imagen de San Charbel, lo dije todo con franqueza. En honor a los médicos, nadie se echó a reír o dudó. El resultado se volvió demasiado obvio.

La verdadera peregrinación a mi habitación se convirtió en la siguiente etapa. Todos los pacientes que habían oído hablar del milagro querían verme con sus propios ojos y escuchar la historia de San Charbel, cómo el Señor y el monje me habían rescatado de la operación, y habían rescatado mi riñón ..."

Querido lector/a:

Si usted o sus familiares tienen serios problemas de salud o existe algún síntoma que le moleste, ustedes pueden recurrir a la ayuda Sagrada, imprimiendo esta imagen y colocándola en el sitio dolorido.

Usted no perderá nada y en cambio será capaz de recibir muchas cosas.